# Dieta Mediterránea

## *Guía Paso a Paso y Recetas Comprobadas Para Comer Mejor y Adelgazar*

# Introducción

Quiero agradecerte y felicitarte por haber adquirido el libro, *"Dieta Mediterránea – Guía Paso a Paso y Recetas Comprobadas Para Comer Mejor y Adelgazar"*.

Este libro contiene pasos comprobados y estrategias para seguir la dieta mediterránea de forma correcta, no solo para adelgazar con los resultados efectivos sino también para mejorar la salud.

La dieta mediterránea es, sin duda, la más saludable en el mundo. Es también una de las más antiguas y, como tal, tiene una larga historia que demuestra su efectividad. En este libro explicaré los principios de la dieta mediterránea en términos simples y fáciles de entender, además de consejos sobre cómo seguir la dieta correctamente y qué debes evitar. También puedes encontrar una lista concisa y fácil sobre los alimentos que puedes y no puedes comer. Para finalizar, se enumeran una gran cantidad de recetas deliciosas que puedes probar, ¡te prometo que cuando lo hagas, no vas a querer volver a tu antigua forma de comer! Desde increíbles desayunos, pasando por una selección de sopas, ensaladas y platos principales, hasta unos deliciosos postres e incluso algunos refrigerios fáciles de preparar.

Gracias nuevamente por comprar este libro, ¡y espero que lo disfrutes!

# Tabla de Contenido

# Capítulo 1: ¿Cómo Puede Beneficiarte la Dieta Mediterránea?

Muchas personas creen que platos como la lasaña, los gyros, la pizza, las costillas de cordero y las rebanadas de pan blanco son todo los que representa la dieta mediterránea, y quizás es debido a que solo se limitan a comer esto cuando visitan un país mediterráneo. Por lo general, pensamos que la dieta mediterránea se trata de almuerzos largos con muchas copas de vino y varios platos fuertes, y así fue en sus inicios. Sin embargo, ha habido un cambio enorme en los últimos 50 años; los platos mediterráneos han sido invadidos por ingredientes repletos de grasa y calorías poco saludables, haciendo a un lado las comidas tradicionales de la región. Una dieta que solía verse como una forma muy saludable y económica de alimentarse, ahora está estrictamente asociada con una variedad de enfermedades diferentes: obesidad, enfermedades del corazón, trastornos del estado de ánimo, diabetes, y muchas más. Y eso sin mencionar el hecho de que lo que solía ser una forma saludable de comer ahora no lo es, y está cargada de platos con mucha grasa, al menos en cuanto a la oferta gastronómica para turistas. En cambio, para las personas que viven en el mediterráneo, las cosas son diferentes.

Cuando terminó la Segunda Guerra Mundial, Ancel Keys, fisiólogo de la Clínica Mayo, estudió las dietas de alrededor de 13.000 hombres. Todos ellos eran de mediana edad y vivían en Estados Unidos, Italia, Japón, Grecia, Finlandia, los Países Bajos, y Yugoslavia. Los resultados de su estudio fueron una toda revelación: los estadounidenses, aunque estaban bien alimentados, mostraron tasas de enfermedades cardiovasculares mucho más altas que cualquier otro país que se había visto afectado por la ausencia de alimentos, que solo contaban raciones debido a la guerra. Las personas más pobres en el estudio de Keys eran aquellos que vivían en la isla griega de Creta y ellos tenían, sin lugar a dudas, la mejor salud cardíaca de todos los grupos estudiados. Esto se explicaba por el trabajo físico que ejercieron durante esa época más su pirámide alimenticia, algo bastante único en comparación con el resto del mundo.

La pirámide alimenticia de la dieta Mediterránea se basa en las tradiciones dietéticas de la década de 1960 en Grecia, Creta, y el sur de Italia. Esta fue una época en la cual las enfermedades crónicas estaban en su nivel más bajo en estos países, y la esperanza de vida era mucho más alta que en cualquier parte del mundo a pesar de tener un acceso muy limitado a los servicios médicos. Su dieta consistía en comida fresca y de producción local, pero no era solo eso: los mediterráneos hacían ejercicio todos los días, compartían sus comidas con los demás y sabían valorar el placer de poder comer los alimentos que tenían.

## 8 Beneficios de una Dieta Mediterránea

La dieta mediterránea tiene muchos beneficios, sobre todo las deliciosas comidas y el vino que puedes disfrutar a diario. Estos son los 8 principales beneficios de la dieta:

### 1. Bajo Contenido de Azúcar y Pocos Alimentos Procesados

La dieta mediterránea consiste principalmente en alimentos e ingredientes naturales, como legumbres, aceite de oliva, verduras, frutas, cereales no refinados, y pequeñas cantidades de productos de origen animal (comúnmente de producción local y orgánica). A diferencia de la dieta occidental corriente, tiene poca azúcar y prácticamente libre de OMG (organismos modificados genéticamente) u otros ingredientes artificiales, como el JMAF (jarabe de maíz alto en fructosa). Si tienes un paladar dulce, debes saber que la dieta mediterránea incluye muchas frutas y postres caseros que usan miel para obtener dulzura natural.

Aparte de los vegetales, la dieta también tiene otro alimento básico: pescado fresco local y pequeñas cantidades de quesos y yogures hechos con leche de oveja, vaca o cabra. Estos son una forma excelente y saludable de obtener las grasas y el colesterol saludable que necesitas en tu dieta. Las sardinas, anchoas y otros pescados similares son también fundamentales en esta dieta, y se consumen más que otras carnes. Aunque los mediterráneos no son vegetarianos, su dieta consiste en pequeñas cantidades de carnes y otros alimentos más pesados, prefiriendo siempre las más ligeras y saludables que incluyen pescado. Esto es muy beneficioso para aquellos quienes buscan adelgazar y mejorar su salud en cuanto al corazón, el colesterol, y su ingesta de omega-3.

## 2. Adelgazar Saludablemente

La dieta mediterránea facilita la pérdida de peso de forma saludable sin dejarte hambriento, y además te ayuda a mantener tu nuevo peso de una manera realista y sostenible por el resto de tu vida. La dieta mediterránea ha sido muy exitosa en todo el mundo para las personas que buscan adelgazar ya que ayuda a reducir la ingesta de grasa de una manera natural y fácil, gracias a la cantidad de alimentos ricos en nutrientes incluidos en ella.

Sin embargo, la dieta mediterránea no es estricta y permite ciertas interpretaciones. Algunas personas prefieren eliminar su ingesta de carbohidratos, proteínas o un balance de ambas, y eso es algo que se puede hacer con esta dieta ya que se enfoca en consumir una buena cantidad de grasa saludable, mientras se mantienen bajos los niveles de carbohidratos y se aumenta la ingesta de proteínas saludables. Si prefieres comer más carnes que legumbres, esto es algo que se puede lograr con esta dieta, y así se puede adelgazar sin ninguna sensación de carencia al comer más pescados y mariscos y bastantes productos lácteos de alta calidad. Esto también brinda otros beneficios, gracias a la ingesta de probióticos y omega-3.

Las carnes de pastura, los productos lácteos, y el pescado fresco local contienen una buena cantidad de ácidos grasos que son esenciales para el funcionamiento del cuerpo humano. Ayudan a estar saciado por más tiempo, mantener bajos los niveles de azúcar en la sangre, y mejorar la energía y el estado de ánimo. Si prefieres más una dieta basada en plantas y verduras, puedes obtener los mismos resultados con las legumbres y los granos integrales saludables, en especial aquellos granos remojados y germinados.

### 3. Mejora la Salud de Tu Corazón

La investigación ha demostrado que aquellos que siguen adecuadamente la dieta mediterránea consumen una gran cantidad de alimentos con omega-3 y grasas monoinsaturadas, tienen una tasa de mortalidad mucho más baja por enfermedad cardíaca. Se ha demostrado que una dieta rica en ALA (ácido alfa-linolénico, encontrado en productos como el aceite de oliva), tal como la dieta mediterránea, tiene niveles de protección muy altos y puede reducir el riesgo de muerte por ataques al corazón hasta en un 30% y el riesgo de muerte súbita cardíaca hasta en un 45%.

La investigación realizada en la Escuela de Medicina de Warwick sobre la presión arterial demostró que cuando se compararon los niveles entre los que comieron una dieta alta en aceite de oliva virgen extra, y aquellos que consumieron más aceite de girasol, los que tuvieron una dieta con aceite de oliva presentaron una presión arterial mucho menor. Esto se debe a que el aceite de oliva aumenta la biodisponibilidad de óxido nítrico y mantiene tus arterias más limpias y dilatadas.

### 4. Ayuda a Combatir Algunos Tipos de Cáncer

El European Journal of Cancer Prevention (Revista Europea de Prevención del Cáncer) afirma que "los mecanismos biológicos para la prevención del cáncer asociados con la dieta mediterránea se han relacionado con el efecto positivo de una índice equilibrado de ácidos grasos esenciales como omega-6 y omega-3, y altas cantidades de fibra, antioxidantes y polifenoles encontrados en frutas, verduras, aceite de oliva y vino".

En términos generales, los alimentos vegetales (en particular las frutas y verduras) son la base de la dieta mediterránea, y son estos alimentos los que ayudan a combatir el cáncer prácticamente en todas las formas. Esto se debe a que están llenos de antioxidantes, protegen tu ADN de daños, previenen la mutación de las células y reducen la inflamación, así como ralentizan el crecimiento de los tumores. Muchos estudios afirman que el consumo de aceite de oliva es un tratamiento natural para el cáncer y para disminuir el riesgo de cáncer de intestino y de colon. Podría ser que tenga un efecto protector sobre el desarrollo de las células cancerosas debido a su propensión a reducir la inflamación y reducir el estrés oxidativo. También ayuda a promover un peso saludable y un mejor equilibrio de azúcar en la sangre.

## 5. Puede Prevenir o Ayudar con la Diabetes

Existen evidencias que sugieren que la dieta mediterránea ayuda a combatir las enfermedades inflamatorias, incluyendo la diabetes tipo 2 y el síndrome metabólico. La razón principal por la cual la dieta mediterránea es excelente para prevenir estas enfermedades es porque controla la producción de insulina. La insulina es una hormona que controla el azúcar en la sangre, y en muchas dietas, este factor es el responsable del aumento de peso y la lucha por adelgazar, sin importar cuántas dietas diferentes probemos.

Al controlar los niveles de azúcar en la sangre mediante un equilibrio adecuado de alimentos integrales y saludables, el cuerpo puede quemar mejor la grasa y conseguir más energía. Una dieta baja en azúcar pero alta en alimentos frescos y grasas saludables es una cura natural para la diabetes. La Asociación Estadounidense del Corazón asegura que la dieta mediterránea es en realidad más alta en grasa que una dieta estadounidense normal, pero es más baja en niveles de grasas saturadas. La dieta, por lo general, tiene un índice aproximado de 40% de carbohidratos complejos, 30-40% de grasas saludables, y 20-30% de proteínas de alta calidad. Este es el equilibrio ideal para mantenerse saciado y controlar el peso, además de permitir al cuerpo controlar la homeostasis, lo que normaliza los niveles de insulina.

El azúcar en esta dieta se obtiene principalmente del vino, frutas, y los postres tradicionales. La mayoría de las personas bajo esta dieta tienden a beber agua, café, y vino tinto, en lugar de los populares refrescos y bebidas gaseosas que se consumen en todo el mundo occidental. Algunas versiones de la dieta mediterránea contienen carbohidratos en forma de pasta y pan, pero los niveles de actividad y el bajo consumo en azúcar también hacen que la resistencia a la insulina sea una condición rara, lo que controla los bajos y altos niveles de azúcar en la sangre que contribuyen a la diabetes.

La mayoría de las personas en el mediterráneo comen un desayuno equilibrado en un período de dos horas después de despertar. Esto ayuda a equilibrar su nivel de azúcar en la sangre cuando está en su punto más bajo. Tienen tres comidas completas al día llenas de fibra y grasas saludables, y su comida más abundante se realiza al mediodía, en lugar de hacerlo por la noche. Por el contrario, la dieta estadounidense corriente está compuesta por un desayuno pequeño o inexistente, refrigerios durante todo el día lleno de alimentos con muchos carbohidratos y azúcar, y comidas abundantes por la noche cuando no están activos.

## 6. Ayuda a Mejorar el Estado de Ánimo y la Función Cognitiva

Los estudios demuestran que la dieta mediterránea puede ayudar a tratar enfermedades como el Parkinson, el Alzheimer y la demencia, y también puede retrasar la aparición de estas enfermedades. Las enfermedades a nivel cognitivo ocurren cuando hay niveles insuficientes de dopamina en el cerebro (este es un químico importante para el movimiento apropiado del cuerpo, para el pensamiento y la regulación de los estados de ánimos).

Las grasas saludables, como las encontradas en las nueces y el aceite de oliva, además de las propiedades antiinflamatorias que brindan las frutas y verduras, son bien conocidas por ayudar a combatir los trastornos cognitivos relacionados con la edad. Ayudan a contrarrestar los efectos nocivos de la exposición a los radicales libres y la toxicidad, las alergias alimentarias y la inflamación, todo lo cual contribuye a un deterioro en la función cerebral. Los estudios demuestran que las personas que siguen una dieta mediterránea muestran índices más bajos de Alzheimer que con cualquier otra dieta. Agregar probióticos, como los que se encuentran en el kéfir y el yogur, también ayudan a promover un estómago sano que, como sabemos, es vital para mejorar el estado de ánimo y los trastornos de la memoria.

## 7. Puede Ayudar a Mejorar la Esperanza de Vida

Se ha demostrado que las dietas ricas en alimentos frescos basados en plantas y grasas saludables son la mejor combinación para la longevidad. La principal fuente de grasa en la dieta mediterránea es la grasa monoinsaturada, y se encuentra en las nueces y el aceite de oliva. A lo largo de los años, las investigaciones han demostrado que este es el mejor tipo de grasa para reducir el riesgo de enfermedad cardíaca, depresión, cáncer, enfermedad de Alzheimer, deterioro cognitivo, enfermedades inflamatorias y mucho más. Estas enfermedades son las principales causas de muerte en las naciones desarrolladas.

El estudio "Lyon Diet Heart Study" se enfocó en aquellos que habían sufrido ataques cardíacos entre los años 1988 y 1992. Se pidió a los participantes del estudio que siguieran una dieta de tipo mediterráneo o siguieran una dieta estándar después de haber sufrido un ataque cardíaco, lo que reducía significativamente las grasas saturadas. Después de 4 años, los resultados mostraron que aquellos que siguieron la dieta mediterránea tenían un 70% menos de enfermedades cardíacas, tres veces la reducción del riesgo que se logra con tratamientos de estatinas, cuya función es reducir el colesterol. También mostraron un 45% menos de riesgo de muerte por cualquier causa que aquellos en la dieta estándar después del ataque cardíaco.

Una de las cosas que más llamó la atención de estos los resultados fue que hubo pocos cambios en los niveles de colesterol, lo que demuestra que, al contrario de lo que nos dicen, la enfermedad cardíaca está relacionada con más que solo el colesterol alto.

## 8. Te Ayuda a Relajarte

Por último, la dieta mediterránea beneficia a las personas al ayudar a conciliar mejor el sueño, pasar más tiempo en la naturaleza y conectarse con otras personas a través de una comida casera buena y saludable. Todas estas son excelentes maneras de reducir los niveles de estrés, lo que, a su vez, reduce la inflamación. En general, las personas en el mediterráneo tienden a pasar más tiempo afuera y disfrutan de sus comidas con familiares y amigos en un entorno relajado. También dedican tiempo para sus pasatiempos, bailar, reír, pasear por el jardín, y divertirse en todos los aspectos.

# Capítulo 2: Los Diez Mandamientos de la Dieta Mediterránea

Si bien ya sabemos cuáles son los beneficios de la dieta Mediterránea, seguir adecuadamente la dieta mediterránea no es tan simple como crees, y no se parece en nada a lo que muchos libros de cocina explican. Sí, hay muchas recetas que se presentan como recetas tradicionales mediterráneas, pero según las investigaciones, quizás no sean las mejores para nuestro cuerpo. En muchos casos, estos son platos que se disfrazan como la comida que creemos que es mediterránea.

La razón principal de esto es porque muchos libros de cocina parecen centrarse en postres y comidas festivas de regiones en particular. Por lo general, pensamos en comidas como el souvlaki de Viros, y otros platos con carnes, pero la verdadera dieta mediterránea, la que se hizo famosa en la década de 1960, está basada más en vegetales. Se le conocía como "la dieta del pobre" porque no se consumía mucha carne. Se incluyó más pescado porque era más accesible pero la dieta principal eran las legumbres y los alimentos vegetales, fuentes saludables de proteínas.

Se servían muchas cazuelas y estofados que contenían poca carne, pero muchas verduras como guisantes, alcachofas, zanahorias, y calabacines, y siempre acompañadas de una ensalada. En promedio, una persona consumiría medio kilo de frutas y verduras a diario.

Para que tengas una idea de lo que realmente implica la dieta, la Dra. Catherine Itsopoulos, dietista acreditada, ha presentado 10 mandamientos:

- Intentar consumir alrededor de 60ml de aceite de olive al día, usándolo como tu principal fuente de grasa añadida.
- Comer verduras con cada comida, consumiendo alrededor de 100g de tomate, 100g de verduras de hoja verde y 200g de otras verduras al día.
- Comer al menos dos comidas que contengan 250g de legumbres por semana.
- Comer dos porciones de pescado por semana como mínimo. Cada porción debe ser de 150 a 200 gramos y debe incluir pescado con alta cantidad de grasa, como salmón, mero, sardinas, caballa, y el escolar. El atún enlatado no contiene niveles tan altos de omega-3 como el filete de atún, pero sigue siendo una buena opción.
- Comer carne como cordero, ternera, cerdo, y pollo no más de un par de veces por semana y consumir porciones pequeñas, acompañadas de mucha verdura.
- Comer fruta fresca todos los días y comer nueces y frutos secos como postre o refrigerio.
- Consumir alrededor de 200g de yogur todos los días y alrededor de 30-40g de queso a diario.
- Asegurarse de incluir cereales integrales y pan con las comidas. Tratar de consumir 3 ó 4 rebanadas de pan integral al día.
- Beber vino tinto con moderación: una copa estándar todos los días, aproximadamente de 100 ml. Solo beber con las comidas y nunca en exceso. Tratar de no consumir ninguna bebida alcohólica al menos dos días de la semana.
- Los dulces y bebidas azucaradas solo deben consumirse en ocasiones especiales y siempre con moderación.

# Capítulo 3: Acabando con los Mitos de la Dieta Mediterránea

La dieta mediterránea tiene muchos beneficios e indudablemente ya has escuchado muchas cosas al respecto. No todo lo que lees o escuchas es necesariamente cierto, en particular aquellas afirmaciones de que puedes comer grandes cantidades de comida de todo tipo y beber enormes cantidades de vino tinto. Este capítulo está dedicado a desmentir algunos de esos mitos que puedes haber escuchado sobre la dieta mediterránea.

### 1. Todos los que viven en el Mediterráneo están sanos

La región mediterránea cubre una gran cantidad de tierras y costas, incluyendo Grecia, Turquía, Marruecos, Italia, Francia, incluso partes del Norte de África, y por supuesto, no todas las regiones siguen los mismos hábitos alimenticios. Por ejemplo, en el norte de Italia usan más mantequilla y manteca en su gastronomía, consumiendo grandes cantidades de grasas saturadas, mientras que en el sur de Italia, tienden a usar más el aceite de oliva. La base de la dieta mediterránea para la salud está inspirada en Grecia, Creta, Marruecos, el sur de Italia, y España.

### 2. Puedes comer grandes cantidades de queso

Demasiado queso no hace más que acumular kilos, llenarse de calorías y grasas saturadas. Mientras que el consumo de queso es una práctica mediterránea, siempre se hace con moderación y las personas suelen buscar quesos más fuertes, como el queso de cabra o el queso feta. Esto puede darle sabor a tus comidas sin comer una gran cantidad de queso.

### 3. Beber grandes cantidades de vino tinto es bueno para el corazón

Aunque el vino tinto tiene beneficios para la salud, y en especial para el corazón, la moderación es la clave de todo. Si bebes normalmente más de un par de copas de vino, en realidad puede dañar tu corazón. Una copa al día con una comida es la cantidad recomendada para la salud del corazón.

### 4. Está bien comer grandes porciones de pasta con pan

Las personas piensan en la cocina italiana, y particularmente en la pasta, cuando se habla de la gastronomía del Mediterráneo. La pasta necesita pan, de lo contrario no hay nada para remojar la salsa. Sí, los italianos comen pasta, pero no en porciones grandes como hacen los estadounidenses. Las porciones mediterráneas son del tamaño de guarniciones, es decir, alrededor de ½ a 1 taza. Nunca se sirve como un plato en sí mismo y generalmente se acompaña de carne, ensaladas, y vegetales. También se puede comer una rebanada de pan.

### 5. No necesitas hacer ejercicio con la dieta mediterránea

Sí debes hacer ejercicio, pero tampoco tienes que unirte a un gimnasio. El estilo de vida tradicional mediterráneo implica trabajo físico y caminar, en lugar de conducir. Si tu vida no te permite pasear, salir al jardín todos los días, o caminar hacia lugares en vez de conducir, entonces necesitarás encontrar otras formas para ejercitarte todos los días.

### 6. Las personas del mediterráneo pueden comer comidas enormes y nunca aumentan de peso

Esto técnicamente no es cierto. Mientras que los mediterráneos suelen comer grandes comidas, cada una está compuesta de porciones más pequeñas, generalmente bajas en calorías, en lugar de porciones grandes. Comen muchas verduras crudas y cocidas, y pequeñas porciones de legumbres, carne, y granos. Lo que importa es los alimentos que conforman la comida, no cuán pequeña o grande es. Tampoco puedes comer lo que quieras y esperar perder peso; siempre se trata de lograr un equilibrio.

## 7. La dieta mediterránea es costosa

Si consumes legumbres, frijoles y lentejas como tu fuente principal de proteínas y mantienes una alimentación a base de cereales integrales y verduras, la dieta mediterránea resulta mucho más económica que comprar alimentos procesados y envasados.

## 8. La dieta mediterránea solo se basa en comida

Claramente, la comida es una parte muy importante de la dieta mediterránea, pero no debemos olvidar las otras cosas que conforman el estilo de vida. Cuando los mediterráneos comen, no se trata de una comida apresurada y tampoco lo hacen frente al televisor; en su lugar, comen una comida tranquila acompañados de amigos y familiares, y esto podría ser tan importante como lo que comes. Además se debe considerar el trabajo físico que hacen a diario y el hecho de que prefieren caminar cuando pueden. En palabras resumidas, se puede ver que esto no se trata solo de la comida.

## 9. Todos los aceites vegetales son buenos y todos son iguales

¡Si tan solo fuera así de simple! En realidad existen dos aceites vegetales básicos insaturados: el tradicional, prensado en frío, como el aceite de maní y de oliva virgen extra, que son ricos en grasas monoinsaturadas y que se elaboran sin calor ni productos químicos para extraer los aceites. Los segundos son aquellos procesados con métodos modernos, como el de girasol, maíz, soja, algodón, canola, vegetales, y cártamo. Estos son fabricados industrialmente a partir de cultivos transgénicos y usan solventes tóxicos y temperaturas altas para sacar el aceite de las semillas. Este tipo de procesamiento puede dañar el aceite y convertir los ácidos grasos saludables en grasas trans, las más peligrosas de todas. También contienen un alto nivel de omega-6, que altera el balance de omega-6 y omega-3, el cual es muy importante para la salud.

# Capítulo 4: Lo Que Deberías Comer (Y Lo Que Debes Evitar)

La verdad es que no hay una forma correcta o incorrecta de hacer la dieta mediterránea, simplemente porque la región está compuesta por muchos países que comen de manera diferente. Para llevar una dieta saludable, los principios básicos son los siguientes, pero ten en cuenta que esto está sujeto a la interpretación según tus propias circunstancias, preferencias, y necesidades.

## Qué Puedes Comer

### Pescado y Aves de corral

Comer dos porciones por semana en lugar de carnes rojas, lo cual está limitado a no más de 16 oz. al mes.

- Pavo
- Pollo
- Camarón
- Ostras
- Salmón
- Caballa
- Calamar
- Mejillones
- Langosta
- Atún
- Tilapia
- Platija

## Grasas Saludables

Consumir aceite de oliva en general y aceite de canola ocasionalmente. El aceite de oliva se puede usar como aderezo o para preparar alimentos.

## Vegetales y Frutas

Consumir en abundancia

- Alcachofas
- Apio
- Berenjena
- Brócoli
- Guisantes
- Cebollas
- Pimientos
- Lechuga
- Batata
- Champiñones
- Tomates
- Manzanas
- Melones
- Toronja
- Melocotones
- Dátiles
- Fresas
- Cerezas

## Lácteos

Comer cantidades bajas o moderadas de leche, queso, y yogur, pero en sus versiones bajas o sin grasa (ligeras), y de ser posible, tratar de comer productos locales derivados de leche de vaca, oveja, y cabra.

## Granos

Comer solo granos enteros:

- Trigo
- Bulgur
- Arroz
- Cuscús
- Cebada
- Espelta

## Bebidas

- Una copa de vino tinto al día con una comida.
- Evitar las bebidas azucaradas, zumos de frutas, tomar poco café y beber mucha agua.

## Nueces

Comer con moderación e tratar de solo comer nueces que crecen en los árboles, como almendras, nueces, y la nuez pecana. Elegir nueces sin sal y no comer aquellas que hayan sido confitadas.

Claramente, la lista anterior no es exhaustiva porque hay diversos alimentos disponibles en todo el Mediterráneo. La regla general es comer muchas frutas y verduras frescas, locales y orgánicas, y consumir productos lácteos, carne o pescado, siempre eligiendo las versiones del campo en lugar de las empacadas en supermercados.

Evitar los alimentos envasados y procesados a toda costa, además de los aceites de girasol y de vegetales, la margarina, cualquier cosa con JMAF, azúcares añadidos y grasas trans. Leer las etiquetas de todos los productos empaquetados cuidadosamente antes de consumir.

## ¿Qué Tan Importante es el Aceite de Oliva?

La mayoría de los nutricionistas e investigadores están de acuerdo con algunos de los beneficios para la salud de la dieta gracias a las generosas cantidades de aceite de oliva que se usan en cada comida. Es probable que las aceitunas sean uno de los alimentos más antiguos, y los olivos han estado creciendo a lo largo del Mediterráneo desde el año 3.000 a. C.

El aceite de oliva es uno de los alimentos por excelencia que contiene ácidos grasos omega-3 saludables, también encontrados en las nueces y el salmón. Los beneficios para la salud del aceite de oliva están comprobados por tantas investigaciones que incluso la FDA (Administración de Medicamentos y Alimentos) ha permitido que las etiquetas de las botellas de aceite de oliva muestren una declaración de propiedades saludables. La investigación limitada, cuyos resultados no son definitivos, sugiere que consumir 2 cucharadas de aceite de oliva al día es suficiente para reducir el riesgo de enfermedades cardíacas debido a la grasa monoinsaturada que contiene. Sin embargo, para lograr esto no basta solo consumir el aceite de oliva, sino que tiene que ser utilizado para reemplazar un nivel similar de grasa saturada y no en conjunto con esas grasas.

Entonces, ¿qué contiene el aceite de oliva, el pilar de la dieta mediterránea, que lo hace tan bueno para nuestro cuerpo?

Para empezar, tiene un alto contenido de fenoles, que son antioxidantes que pueden combatir el daño causado por los radicales libres y reducir la inflamación. El aceite de oliva está compuesto principalmente por ácidos grasos monoinsaturados, siendo el más importante el ácido oleico. Se sabe que este ácido es saludable para el corazón de varias maneras, especialmente cuando se compara con grasas y aceites hidrogenados, trans o refinados.

El aceite de oliva está incluso por encima de muchos de los carbohidratos a base de granos cuando se trata de la salud del corazón. **Por ejemplo,** los altos niveles de grasas monoinsaturadas reducen el colesterol malo (LDL) al tiempo que aumentan el bueno (HDL) y reducen los triglicéridos mucho de manera más efectiva que una dieta alta en carbohidratos.

Una cantidad saludable de aceite de oliva para consumir a diario es 4 cucharadas al día, pero esto dependerá de tus necesidades calóricas. Lo que tienes que recordar es que hay más de un tipo de aceite de oliva y esto tendrá un efecto. Muchos fabricantes comerciales están tratando de aprovechar los beneficios del aceite de oliva produciendo aceite falso. Se tratan de malas imitaciones, realmente nocivas para la salud. Esto se debe a que no se cosechan adecuadamente ni se procesan de la manera correcta, y esto no solo acaba con sus nutrientes, sino que también convierte los ácidos grasos en tóxicos o rancios.

Para obtener los aceites correctos, busca aquellos que están etiquetados como prensados en frío y virgen extra. El aceite de oliva es quizás el más original, en el sentido de que se puede consumir crudo, sin cocinar ni procesar. En realidad, podrías prensar un balde de aceitunas y disfrutar del aceite directamente.

Un consejo más sobre el aceite de oliva: si no estás seguro de haber comprado el producto original, llévalo al congelador. El verdadero aceite de oliva NO se congelará, así que si lo hace es una imitación. Asegúrate de comprar aceite en botellas de vidrio oscuro y de que el aceite esté hecho en la misma región donde las aceitunas fueron cosechadas.

## Cómo Seguir la Dieta Mediterránea en los Restaurantes

La mayoría de las comidas en restaurantes pueden adaptarse a la dieta mediterránea:

- Ordenar mariscos o pescado como plato fuerte
- Pedir que usen aceite de oliva virgen extra para cualquier comida frita
- Solo consumir pan integral y usar aceite de oliva en lugar de mantequilla

# Capítulo 5: Guía de Inicio Rápido para la Dieta Mediterránea

Hacer cambios es la parte más difícil de la dieta mediterránea, pero para ayudarte, aquí se presentan algunas pautas y sugerencias simples:

- Cambiar el aceite vegetal por aceite de oliva para saltear.
- Comer una ensalada como entrada o acompañante, comer frutas como refrigerios y consumir más vegetales.
- Olvidar la pasta refinada, el pan, y el arroz. En su lugar, elegir las versiones integrales.
- Reducir las carnes rojas sustituyendo 2 comidas a la semana con pescado.
- Comer más productos lácteos como queso, leche, y yogur. Elegir yogur natural que puede acompañarse con nueces, frutas, y miel. Consumir quesos naturales a base de leche de oveja, vaca, y cabra, producidos localmente. Aquellos de leche entera están relacionados con niveles más bajos de grasa corporal y un menor riesgo de obesidad, principalmente porque estos productos te hacen sentir saciado por más tiempo.
- Comer más vegetales. Intentar comer un plato de tomates en rodajas con aceite de oliva y queso feta. Colocar pimientos y champiñones en pizzas en lugar de pepperoni y salchichas. Comer más ensaladas, sopas caseras y vegetales crudos para incorporar más verduras a la dieta.
- Cambiar la forma en la que se ve la carne: no es una parte importante de la dieta y, cuando se coma, debe optar por las versiones alimentadas con pasto en lugar de las que se han criado industrialmente. Agregar tiras de pollo

orgánico a una ensalada y un poco de carne a un plato de pasta integral.
- Nunca saltar el desayuno. Comenzar el día con cereales integrales, fruta y alimentos altos en fibra para estar saciado por más tiempo.
- Asegurarse de comer un plato de mariscos dos veces a la semana. Los mejores son los ricos en ácidos grasos omega-3, como salmón, atún, bacalao negro, arenque, sardinas, ostras, mejillones y almejas.
- Hacer una comida vegetariana una vez a la semana. Preparar la comida con vegetales, granos integrales y frijoles. Cuando tu cuerpo se acostumbre, aumentar a dos veces a la semana.
- Siempre usar grasas buenas en las comidas. Usar aceite de oliva virgen extra, aguacate, aceitunas, semillas de girasol, y nueces con moderación.
- Si te gustan los dulces, cambiar los pasteles y helados por fruta fresca como higos con miel, fresas, manzanas y uvas, solo productos cultivados localmente.

## Mercurio en el Pescado

Todos sabemos que el pescado es excelente para la salud, pero también existen dudas sobre sus contaminantes, como la presencia del mercurio, un metal pesado tóxico. Este se encuentra en casi todos los pescados y mariscos, por lo que debes tomar las decisiones correctas y seguras al comprar pescado.

La regla general es que, cuanto más grande es el pescado, mayor es la concentración de contaminantes y mercurio. Evitar los pescados más grandes, como el carite lucio, el tiburón, el blanquillo y el pez espada.

Deberías poder consumir de manera segura alrededor de 12 onzas de mariscos cocidos a la semana, dividido en 2 porciones de 6 onzas cada una.

Si comes mariscos y pescados locales, presta atención a los avisos sobre lo que es seguro comer y lo que se debe evitar.

Si estás embarazada o amamantando, o para niños menores de 12, buscar pescado con niveles más bajos de mercurio, como atún claro enlatado, camarón, abadejo, salmón y bagre. Si comes atún albacora, ten en cuenta que tiene un nivel alto de mercurio y por lo tanto, no debes comer más de 6 onzas a la semana.

**Ideas para Alimentos Alternativos**

Debes comenzar lentamente, cambiando alimentos poco a poco en la dieta mediterránea. Prueba cambiando los siguientes alimentos:

| En lugar de: | Prueba esto: |
|---|---|
| Pretzels, papas fritas, galletas con salsa zanahorias en salsa ranchera | Brócoli, apio, |
| Arroz blanco y carne salteada verduras salteadas | Quinua con |
| Sándwiches hechos con pan blanco/rollos integral con | Tortillas de trigo |
| | rellenos saludables |
| Helado con leche | Pudines hechos |

Tostadas para el desayuno                    Yogur      natural
con fruta y miel

Ahora que conoces los principios básicos de la dieta mediterránea, es hora de conocer algunas recetas para que puedas ver cuán sustanciosa es esta dieta.

# Capítulo 6: Desayuno

## Yogur con Miel y Albaricoques

**Tiempo de preparación: 5 minutos**
**Porciones: 6**

**Ingredientes:**
- 1 taza de yogur griego bajo en grasa
- 2 cucharadas de miel orgánica
- ½ cucharadita de extracto de vainilla
- 9 albaricoques frescos cortados por la mitad a lo largo

**Preparación:**
1. Batir el yogur con la vainilla y la miel.
2. Acomodar los albaricoques en tazones y colocar la mezcla de yogur sobre la parte superior.
3. Servir de inmediato o luego de enfriar.

# Tomates Rellenos Mediterráneos

**Tiempo de preparación: 10 minutos**
**Tiempo de cocción: 5 minutos**
**Porciones: 1**

**Ingredientes:**
- 2 tomates grandes
- ½ taza de crutones de ajo pre-envasados o caseros
- ¼ taza de queso de cabra desmenuzado
- ¼ taza de aceitunas kalamata deshuesadas y en rodajas
- 2 cucharadas de aderezo para ensalada italiana o vinagreta baja en grasa
- 2 cucharadas de albahaca fresca picada o tomillo

**Preparación:**
1. Precalentar la parrilla.
2. Rebanar los tomates por la mitad.
3. Desechar las semillas, usando los dedos para retirarlas.
4. Usar un cuchillo pequeño para remover la pulpa – deberías tener dos cáscaras.
5. Cortar la pulpa y llevarla a un bol mediano.
6. Colocar las cáscaras de tomate en una toalla de papel, colocarlas hacia abajo y dejar escurrir por 5 minutos.
7. Agregar las aceitunas, los crutones, el queso de cabra y las hierbas en el bol con la pulpa de tomate y mezclar. Agregar el aderezo y combinar bien.
8. Con una cuchara, colocar la mezcla en las cáscaras de tomate ahuecadas.
9. Colocar en una bandeja para hornear o en una bandeja para asar y llevar al horno por 5 minutos. Deben estar a 4 ó 5 pulgadas del calor y el queso debe derretirse.
10. Servir inmediatamente.

## Cuscús de desayuno

**Tiempo de preparación: 20 minutos**
**Tiempo de cocción: 5 minutos**
**Porciones: 4**

**Ingredientes:**
- 3 tazas de leche baja en grasa, al 1%
- 1 ramita de canela de aproximadamente 2 pulgadas
- 1 taza de cuscús de trigo integral crudo
- ¼ taza de pasas de Corinto
- ½ taza de albaricoques picados y secos
- 6 cucharaditas de azúcar morena
- ¼ cucharadita de sal
- 4 cucharaditas de mantequilla derretida

**Preparación:**
1. Colocar la leche en una sartén grande y caliente con la canela durante 3 minutos a fuego medio alto. No dejar que hierva, solo hasta que las burbujas comiencen a formarse en los bordes.
2. Retirar la leche del fuego y añadir el cuscús, la fruta, la sal y 4 cucharaditas de azúcar. Mezclar bien y cubrir; dejar reposar por 15 minutos
3. Sacar la ramita de canela y verter la mezcla en 4 tazones.
4. Completar con 1 cucharadita de mantequilla derretida y ½ cucharadita de azúcar. Servir inmediatamente.

# Yogur Griego con Miel, Avena y Bayas Mixtas

## Tiempo de preparación: 5 minutos
## Porciones: 1

## Ingredientes:
- ¼ taza de yogur griego entero
- ¼ taza de bayas mixtas frescas o congeladas
- ¼ taza de avena
- Un pequeño puñado de nueces frescas
- Miel

## Preparación:
1. Colocar las bayas en un bol. Si están congeladas, llevarlas al microondas por 30 segundos.
2. Agregar el yogur, las nueces y la avena.
3. Mezclar suavemente y rociar miel por encima.
4. Servir directamente o después de enfriar.

## Tostada con Aguacate

**Tiempo de preparación: 5 minutos**
**Tiempo de cocción: 5 minutos**
**Porciones: 2**

**Ingredientes:**
- 2 aguacates pequeños y maduros, pelados y deshuesados
- ¾ taza de queso feta desmenuzado
- 2 cucharadas de menta fresca picada, y un poco extra para decorar
- 4 rebanadas de pan integral de centeno
- El jugo de un limón

**Preparación:**
1. En un bol mediano, hacer un puré de aguacate usando un tenedor.
2. Agregar la menta y mezclar con un chorrito de jugo de limón, mezclando hasta combinar.
3. Sazonar con sal y pimienta.
4. Tostar el pan y colocar con una cuchara la mezcla de aguacate sobre el pan.
5. Completar con queso feta y servir con una guarnición de menta fresca. Para una comida más grande, agregar un poco de jamón rebanado o un huevo escalfado.

**Frittata**

**Tiempo de preparación: 10 minutos**
**Tiempo de cocción: 25 minutos**
**Porciones: 6**

**Ingredientes:**
- 1 taza de cebolla picada
- 2 dientes de ajo picados
- 3 cucharadas de aceite de oliva virgen extra
- 8 huevos batidos
- ¼ taza de crema ligera, leche, o mitad-y-mitad
- ½ taza de queso feta desmenuzado
- ½ taza de pimiento rojo encurtido y picado
- ½ taza de aceitunas kalamata u otras aceitunas picadas
- ¼ taza de albahaca fresca picada finamente
- 1/8 cucharadita de pimienta negra molida
- ½ taza de crutones de ajo y cebolla aplastados
- 2 cucharadas de queso parmesano rallado finamente
- Hojas de albahaca fresca para decorar

**Preparación:**
1. Precalentar la parrilla.
2. En una sartén de hierro o sartén para hornos, calentar el aceite y cocinar el ajo y la cebolla por 2 minutos o hasta que la cebolla esté tierna.
3. Mezclar los huevos batidos con la leche en un bol.
4. Agregar los pimientos, el queso feta, las aceitunas, la pimienta negra y la albahaca,
5. Verter la mezcla sobre las cebollas y cocinar hasta que cuaje, pasando una espátula alrededor del borde para

revolver a medida que se cocina. Esto asegura que toda la mezcla se cocine.

6. Mezclar los crutones con 1 cucharada de aceite. Agregar el queso espolvoreando sobre la frittata.
7. Llevar al horno, a 4 pulgadas del calor hasta que las migajas se hayan dorado y la parte superior esté firme.
8. Cortar en porciones y servir con hojas de albahaca fresca.

# Capítulo 7: Sopas

## Sopa de Pescado

**Tiempo de preparación: 15 minutos**
**Tiempo de cocción: 30 minutos**
**Porciones: 4**

**Ingredientes:**
- 1 libra de mejillones frescos
- 1 libra de almejas frescas
- 1 libra de bacalao cortado en rodajas de ½ pulgada – el rape es una opción
- 1 libra de gambas crudas o gambas con cáscaras
- 4 calamares pequeños
- 4 dientes de ajo finamente picados
- ½ litro de caldo de pescado o un cubo de caldo deshidratado de pescado
- 8 y ½ onzas de vino blanco seco
- 1 pimiento rojo pequeño asado y cortado en cubos pequeños
- Jugo de ½ limón
- 1 puñado de perejil picado
- 1 cucharadita de cúrcuma en polvo
- 1 cucharadita de harina de maíz o almidón de maíz
- Sal y pimienta para condimentar

**Preparación:**
1. Llevar una sartén grande al fuego y verter el vino y el caldo de pescado. Agregar los mejillones y cocinar hasta que se abran. Retirar cualquiera que no se abra. Si no

usas todos los mejillones, congelar en la mitad de la cáscara.

2. Retirar los mejillones abiertos y agregar las almejas al líquido.
3. Cocinar hasta que se abran, descartando cualquiera que no lo haga.
4. Retirar las almejas y agregar camarones o gambas al líquido, cocinando hasta que tomen un color rosado. Estos son para decorar así que no hay que cocinar muchos.
5. Retirar las gambas cocidas y reservar.
6. Remover las cáscaras del resto de los langostinos.
7. Cortar el calamar en ruedas de ½ pulgada y freír junto a las gambas en aceite de oliva con el ajo hasta que estén cocidas.
8. Colar el líquido con un colador fino y llevar nuevamente a la sartén.
9. Agregar el bacalao y cocinar a fuego medio, revolviendo hasta que esté cocido.
10. Agregar la cúrcuma, el jugo de limón, la harina de maíz y la mayor parte del perejil. Dejar cocinar a fuego lento.
11. Agregar las almejas, el camarón, y el calamar nuevamente al líquido y subir el fuego.
12. Colocar los mejillones y el primer lote de gambas en platos de sopa y verter la sopa por encima.
13. Decorar con el resto del perejil y servir caliente.

## Sopa de Tomate

**Tiempo de preparación: 10 minutos**
**Tiempo de cocción: 15 minutos**
**Porciones: 4**

**Ingredientes:**
**Para la sopa:**
- 2 latas de tomate ciruela italianos picados (latas de 16 oz.) O use el mismo peso en tomates frescos pelados y picados
- 32 oz. de caldo de verduras
- 1 cucharadita de puré de tomate
- 1 cebolla mediana picada
- 2 dientes de ajo machacados
- 1 cucharadita de azúcar
- 1 cucharadita de albahaca seca
- Un puñado de hojas de albahaca fresca
- Jugo de ½ limón
- 4 oz. de yogur griego
- Sal y pimienta para sazonar

**Para los crutones**
- 12 rebanadas delgadas de pan baguette de harina integral
- Aceite de oliva
- 1 oz. de queso parmesano rallado

**Preparación:**
1. Saltear la cebolla en un poco de aceite de oliva caliente sin dejar que se dore.
2. Agregar el ajo, bajar el fuego y saltear por unos minutos.
3. Agregar la albahaca, el tomate, el azúcar y el caldo de verduras. Dejar hervir.

4. Mientras se cocina, rociar aceite de oliva sobre el pan y colocar el queso parmesano rallado por encima. Llevar a la parilla hasta dorar.
5. Dejar que la sopa hierva por 1-2 minutos y luego usar una licuadora de mano para licuar en la sartén.
6. Servir en tazones y decorar con los crutones y hojas de albahaca fresca.

**Sopa de Batata**

**Tiempo de preparación: 10 minutos**
**Tiempo de cocción: 40 minutos**
**Porciones: 4-6**

**Preparación:**
- 2 cucharadas de aceite de oliva virgen extra
- 1 cebolla grande picada
- 2 libras de batatas peladas y picadas en cubos medianos
- ½ cucharadita de comino molido
- ¼ cucharadita de chile molido
- ¼ cucharadita de canela molida
- ½ cucharadita de cilantro molido
- ¼ cucharadita de sal
- Un poco más de 2 tazas de caldo de pollo
- Nata fresca ligera para decorar
- Cilantro fresco picado o perejil fresco para decorar

**Preparación:**
1. Calentar el aceite de oliva a fuego alto y saltear la cebolla hasta que comience a verse transparente.
2. Bajar a fuego medio y saltear el ajo por unos minutos, revolviendo bien.
3. Agregar la batata a la sartén y saltear unos minutos.
4. Agregar las especias y la sal, mezclar bien y cocinar por 2 minutos.
5. Verter el caldo, aumentar el fuego y dejarlo hervir. Revolver una vez más y tapar la olla.
6. Bajar el fuego y cocinar a fuego lento por 2 minutos hasta que se ablande la papa.

7. Retirar la olla del fuego y usar una licuadora de mano para mezclar hasta que quede suave.
8. Si la sopa está demasiado espesa, añadir más caldo o agua.
9. Sazonar al gusto y servir en tazones.
10. Decorar con una cucharada de nata fresca haciendo remolinos en la sopa y terminar con perejil o cilantro.

## Bisque de Marisco

**Tiempo de preparación: 20 minutos**
**Tiempo de cocción: 60 minutos**
**Porciones: 4**

**Ingredientes:**
**Para la sopa:**
- 1 libra de gambas o camarones crudos pelados y sin cabeza (reservar para el caldo)
- 8 oz. de bacalao cortado en cubos
- 1 cebolla pequeña picada
- 1 puerro picado
- 1 tallo de apio picado
- 1 zanahoria pelada y picada
- 1 diente de ajo picado
- 100 ml de crema de leche
- Aceite de oliva
- Jugo de ½ limón

**Para el caldo:**
1. 1 cebolla pelada y picada en cuartos
2. 1 zanahoria picada
3. 12 granos de pimienta negra
4. 1 cucharadita de semillas de hinojo
5. 1 cucharadita de cúrcuma en polvo
6. ½ botella de vino blanco, medio dulce y una cantidad igual de agua
7. Un pequeño puñado de perejil picado
8. Conchas y cabezas de gambas
9. 2 clavos de olor enteros
10. 4 dientes de ajo machacados

11. 2 hojas de laurel
12. Jugo de ½ limón

## Par a los crutones
- 1 baguette de harina integral rebanado
- Aceite de oliva
- ½ cucharadita de hierbas provenzales

## Preparación:
1. Pelar las gambas y reservar.
2. Colocar todos los ingredientes en una sartén grande y dejar hervir.
3. Cocinar a fuego lento por 15 minutos, aplastando de vez en cuando las cabezas de gambas y las cáscaras con una cuchara de madera.
4. Colar el caldo y descartar todos los sólidos.
5. Hervir 4 gambas en el caldo hasta que estén apenas cocidas y luego retirarlas. Reservar para decorar al final.
6. Saltear la zanahoria, la cebolla, el puerro y el apio en aceite de oliva hasta por 10 minutos o hasta que estén blandas.
7. Bajar el fuego y agregar el ajo. Cocinar por otros 5 minutos.
8. Agregar el caldo y dejar hervir.
9. Agregar el bacalao y las gambas. Cocinar por unos 3 minutos.
10. Retirar el caldo del fuego y licuar con una licuadora de mano hasta que esté suave.
11. Agregar la crema y sazonar al gusto.
12. Si va a servir de inmediato, mantener caliente; de lo contrario, dejar enfriar y refrigerar.

13. Hacer los crutones cocinando las rebanadas de pan baguette en aceite hasta que estén doradas; escurrir sobre toallas de papel y espolvorear las hierbas por encima.
14. Servir la sopa bien caliente, acompañando con las gambas por encima, una pizca de paprika ahumada y los crutones.

## Sopa de Coliflor

**Tiempo de preparación: 10 minutos**
**Tiempo de cocción: 30 minutos**
**Porciones: 4**

**Ingredientes:**
- Aceite de oliva virgen extra para saltear
- 2 puerros grandes en rodajas finas
- 3 tallos de apio grande picados finamente
- 2 dientes de ajo machacados
- 1 cucharadita de comino molido
- 1 cucharadita de cúrcuma en polvo
- 1 chile pequeño molido (opcional)
- 1 libra de floretes de coliflor picados
- 1 papa mediana pelada y cortada en cubos
- 1 litro de caldo de verduras
- Sal y pimienta para sazonar

**Preparación:**
1. Calentar un poco el aceite y saltear el apio y el puerro hasta que estén suaves y dorados.
2. Añadir el ajo y bajar el fuego; saltear por 1-2 minutos, revolviendo constantemente.
3. Agregar la cúrcuma, el comino, y el chile. Saltear suavemente, revolviendo por 1 minuto.
4. Agregar la papa y la coliflor, verter el caldo y revolver.
5. Sazonar y dejar hervir; cubrir con una tapa y cocinar a fuego lento durante 10 minutos más o menos, hasta que la coliflor y la papa estén cocidas. Retirar del fuego.

6. Licuar con una licuadora de mano, dejando algunos trozos de vegetales enteros.

7. Sazonar al gusto y servir la sopa con crutones o sola.

## Sopa de Judías Blancas

**Tiempo de preparación: 20 minutos**
**Tiempo de cocción: 30 minutos**
**Porciones: 4**

**Ingredientes:**
- 1 cucharada de aceite vegetal
- 1 cebolla picada
- 1 tallo de apio picado
- 1 diente de ajo picado
- 2 latas de judías blancas de 16 oz. cada una
- ½ litro de caldo de pollo
- ¼ cucharadita de pimienta negra molida
- 1/8 cucharadita de tomillo seco
- 2 tazas de agua
- 1 puñado fresco de espinacas lavadas y cortadas
- 1 cucharada de jugo de limón recién exprimido

**Preparación:**
1. Calentar el aceite en una olla grande y cocinar el apio y la cebolla de 5 a 8 minutos, o hasta que los vegetales estén blandos.
2. Agregar el ajo y cocinar por otros 30 segundos, revolviendo continuamente.
3. Lavar y escurrir los frijoles, agregar el caldo, el tomillo, la pimienta, y el agua.
4. Dejar hervir, reducir el fuego y cocinar a fuego lento por 15 minutos.
5. Sacar 2 tazas de verduras de la sopa utilizando una espumadera y reservar.

6. Licuar el resto de la sopa a baja velocidad hasta que esté suave. Licuar en tandas si es necesario.
7. Verter la sopa en la olla y agregar las verduras que se había reservado.
8. Dejar hervir, revolviendo ocasionalmente, y luego agregar la espinaca. Cocinar por un minuto hasta que la espinaca se vean marchitas.
9. Mezclar el jugo de limón, servir y decorar por encima con el queso parmesano rallado.

# Capítulo 8: Ensaladas

## Ensalada de Atún al Hinojo con Huevo y Aceitunas

**Tiempo de preparación: 15 minutos**
**Tiempo de cocción: 5 – 10 minutos**
**Porciones: 4**

**Ingredientes:**
**Para el aderezo:**
- 1 cucharadita de ralladura de limón fresco
- 1 cucharada de jugo de limón fresco
- 4 cucharaditas de aceite de oliva virgen extra
- 1 cucharadita de hojas de hinojo picadas
- ¼ cucharadita de sal
- Sal y pimienta para sazonar

**Para la ensalada:**
- 1 cebolla roja pequeña pelada y cortada en rodajas finas
- Vinagre de arroz de vino blanco
- 1 pimiento amarillo sin semillas, sin venas y cortado en rodajas finas
- 2 bulbos pequeños de hinojo picados finamente
- 8 rábanos, rabanitos desayuno francés si es posible
- 12 aceitunas verdes y negras
- 2 huevos duros cortados en cuartos
- 1 lata pequeña de atún en agua escurrido
- 1 cucharada de alcaparras

**Preparación:**

1. Para el aderezo, mezclar el jugo, la ralladura, la sal, el aceite, y la pimienta molida en un tazón; revolver con las hojas de hinojo.
2. Para la ensalada, llevar las cebollas a un bol con un poco de vinagre y dejar que se marinen. Girar de vez en cuando para que se tornen brillantes.
3. Acomodar los pimientos en un plato y colocar las rodajas de hinojo por encima.
4. Alternar entre aceitunas y rábanos alrededor del plato con el atún en el medio.
5. Esparcir el atún con las alcaparras y acomodar los huevos al borde.
6. Escurrir la cebolla y colocarla sobre la ensalada.
7. Esparcir el aderezo con una cuchara y servir.

## Pinchos de Ensalada Griega

**Tiempo de preparación: 20 minutos**
**Tiempo de cocción: 5 minutos**
**Porciones: 4**

**Ingredientes:**
- 2 oz. de queso feta en cubos
- 2 cucharadas de aceite de oliva virgen extra
- ½ cucharadita de orégano seco
- 1 limón picado en 6 rodajas
- 2 rebanadas de pan italiano con 1 pulgada de espesor y cortado en 16 cubos de 1 pulgada cada uno
- 16 tomates cherry
- 1 lata de corazones de alcachofa escurrida y cortada a la mitad (lata de 14 oz.)
- ½ cebolla roja pequeña, pelada y picada en cubos de 1 pulgada
- 1 pepino pequeño en rodajas
- 20 hojas de lechuga romana (solo las hojas del interior)
- 12 aceitunas surtidas y picadas

**Preparación:**
1. Remojar 8 pinchos de bambú, con un largo de 8-10 pulgadas, en agua por media hora.
2. Mezclar el queso feta con el orégano y el aceite y exprimir dos de las rodajas del limón por encima. Sazonar al gusto.
3. Engrasar ligeramente la parrilla con el aceite.
4. Ensartar cada pincho de bambú alternando con pan, alcachofa, tomate, y cebolla.
5. Cubrir con un poco de aceite de oliva y llevar a la parrilla hasta que estén doradas. Voltear para que se cocinen por

4 minutos o hasta que se cocinen por completo. Retirar antes de que el tomate se cocine demasiado.
6. Acomodar la lechuga en 4 platos y completar con 2 pinchos por plato.
7. Servir la mezcla de feta entre los platos.
8. Servir el pepino y las aceitunas en cada plato y decorar con una rodaja de limón.

# Ensalada de Papa al estilo Mediterráneo

**Tiempo de preparación: 10 minutos**
**Tiempo de cocción: 35-45 minutos**
**Porciones: 4**

## Ingredientes:
- 1 cucharada de aceite de oliva virgen extra
- 1 cebolla pequeña picada en rodajas finas
- 1 diente de ajo machacado
- 1 cucharada de orégano fresco o seco
- ½ libra de tomates cherry enlatados
- ¼ libra de pimiento rojo encurtido picado en rodajas
- ¾ libra de papas frescas y cortadas a la mitad si son grandes
- 3/4 oz. de aceitunas negras en rodajas
- Un puñado de hojas de albahaca fresca

## Preparación:
1. Calentar el aceite en una sartén grande y cocinar la cebolla por 5-10 minutos o hasta que esté tierna.
2. Agregar el orégano y el ajo y cocinar por otro minuto.
3. Agregar los pimientos y tomates, sazonar y cocinar a fuego lento por 10 minutos.
4. Cocinar las papas en agua hirviendo con sal por 10-15 minutos o hasta que estén blandas.
5. Escurrir y mezclar con la salsa.
6. Decorar con albahaca y aceitunas. Servir caliente.

# Ensalada de Higo y Mozzarella

**Tiempo de preparación: 5 minutos**
**Tiempo de cocción: 5 minutos**
**Porciones: 2**

## Ingredientes:
- ½ libra de judías verdes cortadas
- 6 higos frescos pequeños cortados en cuartos
- 1 chalote en rodajas finas
- 1 bola de mozzarella, aproximadamente de 4 y ½ oz., escurrida y desmenuzada en trozos
- 1 y ¾ oz. de avellanas tostadas y picadas
- Un pequeño puñado de hojas de albahaca fresca cortadas
- 3 cucharadas de vinagre balsámico
- 1 cucharada de salsa de higo o mermelada de higos
- 3 cucharadas de aceite de oliva virgen extra

## Preparación:
1. Blanquear los frijoles en agua hirviendo con sal por 2-3 minutos.
2. Lavar y escurrir con agua fría y secar sobre papel de cocina.
3. Acomodar los frijoles en un plato y cubrir con chalotes, higos, avellanas, mozzarella y albahaca.
4. Colocar la mermelada de higos, el vinagre y el aceite de oliva en un recipiente pequeño con tapa, sazonar y cerrar. Agitar bien y rociar el aderezo sobre la ensalada antes de servir.

## Ensalada de Queso Feta y Sandía con Pan Fresco y Crujiente

**Tiempo de preparación: 70 minutos**
**Tiempo de cocción: 1 hora**
**Porciones: 4**

**Ingredientes:**
**Para la ensalada:**
- ½ sandía fresca (1 y ½ kg), sin semillas, pelada y cortada en trozos
- ½ libra de queso feta cortado en cubos
- Un puñado grande de aceitunas negras deshuesadas
- Un puñado de perejil fresco de hoja plana y hojas de menta picadas
- 1 cebolla roja picada en rodajas finas
- Vinagre balsámico y aceite de oliva para servir

**Para el pan crujiente:**
- ½ libra de mezcla de pan blanco
- 1 cucharada de aceite de oliva súper virgen extra
- Harina simple para espolvorear
- 1 clara de huevo batida
- Semillas de hinojo, amapola, y ajonjolí para decorar

**Preparación:**
1. Preparar la mezcla de pan siguiendo las instrucciones del paquete, incluir 1 cucharada de aceite de oliva.
2. Colocar en un lugar tibio por 1 hora para que suba y doble su tamaño.
3. Mientras tanto, precalentar el horno a 220 F.

4. Dividir la masa en 6 piezas iguales y extenderla en una superficie enharinada, lo más fina posible.
5. Transferir la masa plana a bandejas para hornear y barnizar con la clara de huevo batida. Decorar con las semillas.
6. Hornear hasta que estén dorados y crujientes, aproximadamente 15 minutos.
7. El pan puede hornearse el día anterior si lo deseas y almacenarlo en un recipiente hermético hasta que lo necesites.
8. Mezclar el melón con las aceitunas y el queso feta. Esparcir la cebolla y las hierbas por encima.
9. Servir en platos y rociar vinagre y aceite por encima.
10. Servir la ensalada con los panes crujientes.

# Ensalada de Atún al estilo Toscano

**Tiempo de preparación: 10 minutos**
**Porciones: 4**

## Ingredientes:
- 2 latas de atún en agua o aceite y escurridas (latas de 6 oz.)
- 10 tomates cherry cortados en cuartos
- 4 cebollines cortados en rodajas
- 2 cucharadas de aceite de oliva virgen extra
- 2 cucharadas de jugo de limón recién exprimido
- ¼ cucharadita de sal
- 1 15 oz. de frijoles blancos, bien lavados y escurridos
- Pimienta negra molida para condimentar

## Preparación:
1. Mezclar con cuidados los frijoles, el atún, el cebollín, los tomates, el jugo de limón, la pimienta, el aceite y la sal.
2. Llevar al refrigerador hasta el momento de servir.

# Capítulo 9: Platos Fuertes

## Pasta de Tomate y Berenjena

**Tiempo de preparación: 15 minutos**
**Tiempo de cocción: 40 minutos**
**Porciones: 6**

### Ingredientes:
- 1 libra de berenjenas en cubos
- 1 libra de tomates pequeños con alrededor de 2 pulgadas de diámetro, cortados a la mitad
- 1 pimiento rojo grande picado
- 1 cebolla grande picada
- 8 oz. de quinua rotelle O pasta integral fusilli
- ¼ taza de pesto fresco
- 4 cucharadas de albahaca fresca picada
- ¼ taza de queso parmesano rallado finamente
- ¼ cucharadita de sal
- ¼ cucharadita de pimienta negra molida

### Preparación:
1. Calentar la parrilla.
2. Colocar los tomates con el lado cortado hacia arriba sobre una bandeja de horno engrasada junto a la berenjena, la cebolla, y el pimiento.
3. Cubrir las verduras con un poco de aceite de oliva y sazonar con sal y pimienta.
4. Asar a la parrilla hasta que los vegetales estén tiernos y dorados, dando vuelta a todo menos los tomates.
5. Mientras tanto, calentar el horno a 375 F.
6. Cocinar la pasta según las instrucciones del paquete.

7. Escurrir bien y mezclar con las verduras, el pesto y la mitad de la albahaca fresca picada.
8. Verter con cuchara en una sartén honda engrasada y cubrir con queso por encima.
9. Cubrir la sartén con papel de aluminio y hornear por 15-20 minutos.
10. Espolvorear con el resto de la albahaca fresca y servir.

# Pescado Entero Asado con Limón y Orégano

**Tiempo de preparación: 20 minutos**
**Tiempo de cocción: 20 minutos**
**Porciones: 4**

## Ingredientes:
- 1 cucharada de aceite de oliva virgen extra
- 2 cucharaditas de jugo de limón recién exprimido
- ½ cucharadita de orégano seco
- 1 cucharadita de sal
- ¼ cucharadita de pimienta negra molida
- 2 dientes de ajo rebanados
- 2 róbalos enteros y limpiados
- 8 rodajas de limón

## Preparación:
1. Precalentar la parrilla y untar con aceite.
2. Batir el aceite con el jugo, la pimienta, el orégano y la mitad de la sal. Reservar.
3. Hacer 3 ranuras verticales a cada lado de ambos pescados.
4. Frotar el resto de la sal sobre el pescado.
5. Barnizar con la mezcla de aceite el interior del pez. Rellenar el pescado con ajo y las rodajas de limón.
6. Asar a la parrilla por 15-20 minutos, volteando dos veces y untando con el resto de la mezcla de aceite sobre el pescado hasta que tenga un color dorado y la piel empiece a ponerse opaca.
7. Dejarlo reposar por unos 10 minutos antes de servir junto a una ensalada.

## Pollo Griego

**Tiempo de preparación: 2 horas**
**Tiempo de cocción: 6 minutos**
**Porciones: 4**

**Ingredientes:**
**Para el pollo**
- 4 pechugas de pollo sin piel y sin hueso
- 1 cucharada de jugo de limón recién exprimido
- 1 cucharada de aceite de oliva virgen extra
- ½ cucharadita de sal
- ¼ cucharadita de pimienta negra molida
- 1 cucharadita de orégano seco
- 1 diente de ajo picado

**Para el yogur**
- 1 y ¼ tazas de yogur griego sin grasa
- ½ taza de pepino rallado
- 2 dientes de ajo picado
- 1 cucharadita de eneldo recién picado
- ½ taza de pistachos sin cáscara y picados

**Preparación:**
1. Cortar la pechuga de pollo en mariposa. Para hacer esto, colocar la pechuga sobre una superficie, con el lado brillante hacia arriba y con el extremo puntiagudo hacia el cuerpo. Sostener la pechuga de pollo con la mano y cortar con el cuchillo en posición paralela a la mesa, insertándolo en la parte más gruesa del pollo y cortar casi a través del pollo. Abrir la pechuga como un libro y aplanar suavemente.

2. Mezclar el aceite, el orégano, el jugo de limón y el ajo, y marinar el pollo en esta mezcla por un par de horas en el refrigerador. Voltear el pollo ocasionalmente.
3. Colocar el yogur en un colador de café sobre un bol y refrigerar por 2 horas hasta que suelte su líquido.
4. Mezclar el yogur con el eneldo, el pepino, el ajo y la mitad de los pistachos.
5. Precalentar la parrilla.
6. Sacar el pollo de la marinada y sazonar con sal y pimienta.
7. Asar sobre una parrilla con aceite por un par de minutos en cada lado hasta que se cocine completamente.
8. Servir el pollo con una cucharada del yogur y decorar con el resto de los pistachos.

# Risotto de Cebada con Champiñones

**Tiempo de preparación: 15 minutos**
**Tiempo de cocción: 35 minutos**
**Porciones: 6**

**Ingredientes:**
- 1 oz. de champiñones secos
- 2 tazas de agua hirviendo
- 2 tazas de caldo de carne bajo en sal
- 2 cucharaditas de aceite de oliva virgen extra
- 1/4 libra de champiñones en rodajas
- 1 cebolla pequeña picada
- 3 dientes de ajo picados
- 1 taza de cebada
- 2 cucharaditas de salvia seca
- ¼ cucharadita de sal
- ½ taza de queso parmesano rallado

**Preparación:**
1. Dejar los champiñones en agua hirviendo por 15 minutos.
2. Colocar un filtro de café o algunas toallas de papel en un colador fino y ponerlo sobre una olla.
3. Verter los champiñones remojados por el colador. Reservar el líquido.
4. Picar los champiñones y reservar.
5. Agregar el caldo al líquido de champiñones y calentar a fuego medio.
6. Calentar el aceite en un horno holandés a fuego medio y cocinar todos los champiñones, el ajo y la cebolla por unos minutos, revolviendo ocasionalmente.

7. Agregar la salvia, la cebada, y la sal, revolver y cocinar por 2 minutos.

8. Agregar una taza del caldo y cocinar por 5 minutos, revolviendo constantemente. La mezcla debe absorber todo el caldo.

9. Continuar cocinando y revolviendo por 20-25 minutos, agregar ½ taza de caldo a la vez hasta que la cebada esté tierna y el líquido se absorba.

10. Servir con queso por encima.

## Chuletas de Pavo y Limón

**Tiempo de preparación: 10 minutos**
**Tiempo de cocción: 20 minutos**
**Porciones: 4**

**Ingredientes:**
- ¼ taza de harina para todo uso
- 1 huevo grande
- 4 chuletas de pechuga de pavo sin piel y deshuesadas, cortadas a la mitad
- 2 cucharadas de aceite de oliva virgen extra
- ½ limón cortado en 8 rodajas delgadas
- 2 cucharaditas de aceitunas verdes deshuesadas o alcaparras lavadas, escurridas y picadas
- ½ taza de vino blanco seco
- 1 taza de caldo de pollo bajo en sal
- 1 cucharada de mantequilla sin sal
- ¼ cucharadita de sal
- ¼ cucharadita de pimienta negra molida
- ¼ taza de perejil picado (opcional)

**Preparación:**
1. Mezclar la harina con sal y pimienta en un plato hondo.
2. Agregar 1 cucharada de agua al huevo y batir bien en un bol.
3. Enharinar las piezas de pavo y sacudir el exceso.
4. Sumergir en el huevo, cubrirlo bien y escurrir el exceso.
5. Calentar el aceite en una sartén grande a fuego medio alto.
6. Cocinar el pavo por 6-7 minutos volteando hasta que esté cocido y dorado.

7. Retirar el pavo de la sartén y reservar.
8. Cocinar las alcaparras/aceitunas y las rodajas de limón en la sartén por 2 minutos o hasta que el limón se haya dorado.
9. Retirar el limón y reservar.
10. Agregar el vino a la sartén, luego el caldo y cocinar a fuego lento por 6 minutos o hasta que haya espesado un poco.
11. Llevar el pavo de nuevo a la sartén y mezclarlo con el perejil y la mantequilla.
12. Cocinar a fuego lento por 5 minutos o hasta que el pavo esté bien caliente.
13. Servir decorando con las rodajas de limón.

## Vieiras Provenzales

**Tiempo de preparación: 35 minutos**
**Tiempo de cocción: 50 minutos**
**Porciones: 8**

**Ingredientes:**
- 2 cucharadas de mantequilla sin sal
- 1 libra de vieiras bien lavadas y escurridas
- 1 cebolla pequeña picada finamente
- ½ libra de champiñones en rodajas finas
- 1 diente de ajo picado
- 2 tomates medianos pelados y picados
- ¼ taza de vino blanco seco
- 2 cucharadas de salsa de tomate
- ½ cucharadita de sal
- ½ cucharadita de estragón seco y picado
- ¼ cucharadita de romero seco
- Una pizca de pimienta blanca
- ¼ libra de camarones cocidos pequeños y congelados
- 2 cucharaditas de vinagre de vino blanco
- Perejil fresco picado para decorar

**Preparación:**
1. Precalentar el horno a 400 F.
2. Calentar la mantequilla a fuego medio y dorar ligeramente las vieiras. No cocinar muchas a la vez, cocinar en tandas si es necesario. Retirar las vieiras y colocarlas en moldes engrasados con mantequilla o en ollas refractarias individuales.
3. Cocinar los champiñones y las cebollas en la sartén hasta que la cebolla se ablande y comience a dorarse.

4. Revolver los tomates, el ajo, y la salsa de tomate. Añadir el vino, la sal, las hierbas y la pimienta blanca, y dejar hervir.
5. Cubrir la sartén, bajar la temperatura y cocinar a fuego lento por 15 minutos.
6. Destapar y cocinar por otros 3 minutos o hasta que se espese.
7. Mezclar el vinagre y el camarón y verter la salsa sobre las vieiras.
8. Hornear por 10 minutos o hasta que la salsa comience a burbujear y esté dorada por los bordes.
9. Servir decoradas con perejil.

# Capítulo 10: Postres

## Baklava

**Tiempo de preparación: 20 minutos**
**Tiempo de cocción: 35 minutos**
**Porciones: 24**

### Ingredientes:
- 3 tazas de pistachos sin sal picados
- 1/3 taza de azúcar
- 2 cucharaditas de cáscara de naranja fresca
- ¼ cucharadita de clavo de olor molido
- 1/8 cucharadita de mantequilla sin sal
- Aceite comestible en aerosol (si es posible, con sabor a mantequilla)
- 24 láminas de masa de hojaldre, de 17 por 12 pulgadas, cortadas por la mitad de forma transversal
- 1 cucharada de agua
- ¾ taza de miel orgánica
- ¼ taza de jugo de naranja recién exprimido
- 1 cucharada de jugo de limón recién exprimido
- ½ cucharadita de cardamomo molido

### Preparación:
1. Precalentar el horno a 350 F.
2. Colocar los pistachos en un bol con ralladura de naranja, el azúcar, la sal, y el clavo de olor. Mezclar bien y reservar.
3. Aceitar un molde para hornear de 9 por 13 pulgadas con el aerosol.

4. Colocar una lámina de hojaldre en la base del molde y llevar un extremo al otro lado del molde.
5. Rociar ligeramente con aceite en aerosol.
6. Repetir con 5 láminas más.
7. Espolvorear 1/3 de la mezcla de nueces por encima.
8. Repetir este procedimiento dos veces más.
9. Para la última capa de nuez, cubrir con 6 láminas de hojaldre engrasadas y luego rociar aceite en la lámina superior, presionándola suavemente dentro del plato.
10. Rociar un poco de agua por encima.
11. Hacer 6 cortes transversales pares y 4 cortes longitudinales para dividir en 24 porciones.
12. Hornear por 30 minutos o hasta que estén dorados.
13. Mientras tanto, mezclar el jugo de limón y el de naranja, la miel y el cardamomo a fuego lento y cocinar por unos 2 minutos o hasta que la miel se haya disuelto.
14. Rociar sobre el baklava y dejar que se enfríe completamente antes de servir.

## Manzana horneada

**Tiempo de preparación: 10 minutos**
**Tiempo de cocción: 45 minutos**
**Porciones: 2**

**Ingredientes:**
- 2 manzanas grandes para cocinar, ácidas en lugar de dulces
- 2 cucharadas de miel orgánica
- ¼ cucharadita de canela molida
- ¼ cucharadita de especias mixtas
- 1 y ½ oz. de nueces picadas
- 1 y ½ oz. de uvas sultanas picadas
- Jugo y cáscara de ½ limón

**Preparación:**
1. Precalentar el horno a 350 F.
2. Usar un descorazonador de manzanas o un cuchillo afilado para remover el centro de las manzanas.
3. Alrededor del centro de cada manzana, hacer un corte continuo de aproximadamente 1/8 pulgada de profundidad.
4. Cortar una pequeña porción de manzana del centro y empujarla hacia abajo en el centro de la manzana, sellando la base del agujero.
5. Poner ambas manzanas en un molde para hornear.
6. Mezclar bien todos los demás ingredientes.
7. Dividir la mezcla entre las dos manzanas, empujándola firmemente en el centro de ellas y terminando con una pequeña cantidad por encima.
8. Verter ½ pulgada de agua en el molde.

9. Hornear por unos 40-45 minutos en el centro del horno o hasta que la manzana esté dorada y suave

10. Servir inmediatamente, rociar el jugo por encima con un poco de nata fresca.

# Pudín de Limón

**Tiempo de preparación: 5 minutos**
**Tiempo de cocción: 5 minutos**
**Porciones: 4**

**Ingredientes:**
- ¾ taza de azúcar
- ¼ taza de almidón de maíz
- 2 y ½ tazas de leche
- 3 yemas de huevo batidas ligeramente
- Cáscara de 2 limones
- Una pizca de sal
- Jugo de 2 limones
- 2 cucharaditas de mantequilla sin sal
- Galletas integrales trituradas y crema batida para decorar

**Preparación:**
1. Mezclar el almidón de maíz y el azúcar.
2. Agregar la leche y mezclar hasta que tenga una consistencia suave.
3. Añadir la sal, la ralladura, y las yemas de huevo, mezclando bien.
4. Verter la mezcla en una sartén y calentarla a fuego medio, revolviendo constantemente con una cuchara de madera hasta que la salsa espese lo suficiente como para sostenerse debajo de la cuchara.
5. Retirar la sartén del fuego y añadir la mantequilla y el jugo de limón.
6. Dividir la mezcla en 4 tazones. Dejar que se enfríe unos minutos antes de cubrir con una papel transparente de cocina y llevar al refrigerador por varias horas.

7. Antes de servir, espolvorear con galletas trituradas y crema batida.

## Pastel de Ricotta con Naranja y Limón

**Tiempo de preparación: 15 minutos**
**Tiempo de cocción: 70 minutos**
**Porciones: 8**

### Ingredientes:
- 3 libras de queso ricotta fresco
- 8 huevos enteros
- ½ libra de azúcar
- Cáscara de una naranja fresca
- Cáscara de un limón fresco
- Mantequilla para cubrir la sartén

### Preparación:
1. Precalentar el horno a 425 F.
2. Mezclar todos los ingredientes juntos en un bol.
3. Cubrir una bandeja de 9 pulgadas con mantequilla.
4. Verter la mezcla cubriendo la bandeja de manera uniforme.
5. Hornear por 30 minutos.
6. Bajar el fuego a 380 F y cocinar por otros 40 minutos.
7. Enfriar antes de servir.

## Pavlova

**Tiempo de preparación: 15 minutos**
**Tiempo de cocción: 3 horas**
**Porciones: 4**

**Ingredientes:**
- 7 oz. de azúcar extrafina
- 4 claras de huevo
- 2 cucharaditas de vinagre
- 1 cucharada de almidón de maíz o harina de maíz
- 1 taza de crema batida
- 1 naranja en gajos
- 1 kiwi rebanado
- 6-8 fresas grandes maduras

**Instrucciones:**
1. Precalentar el horno a 300 F.
2. Batir las claras de huevo hasta que se formen picos firmes.
3. Batir el azúcar, una cucharada a la vez, y luego mezclar con el vinagre.
4. Por último, añadir el almidón.
5. Cubrir una bandeja para hornear plana con papel vegetal y engrasar con aceite de oliva en aerosol.
6. Colocar el merengue en el papel en un círculo de 10 pulgadas. Debe tener 3 y ½ pulgadas de grosor.
7. Llevar el merengue al horno, cerrar la puerta e inmediatamente reducir el fuego a 245 F.
8. Cocinar por 2 horas y media o 3 horas, hasta que el merengue esté cremoso y crujiente al tacto.

9. Apagar el horno y dejar que el merengue se enfríe totalmente.
10. Cuando esté frío, despegar del papel vegetal.
11. Colocar la pavlova en un plato y sobre ella la crema batida, extendiéndola por encima casi hasta el borde.
12. Decorar usando tus frutas preferidas.

# Pastel de Uva Toscano

**Tiempo de preparación: 10 minutos**
**Tiempo de cocción: 45 minutos**
**Porciones: 12**

## Ingredientes:

- ¾ taza de harina para todo uso
- ½ taza de almendra molida
- ½ taza de harina de maíz
- 2 cucharaditas de polvo de hornear
- ½ cucharadita de sal
- 1/3 taza de aceite vegetal
- ¾ taza de azúcar morena ligera
- 1 cucharadita de extracto de almendra
- 3 huevos
- ½ taza de crema agria
- 2 tazas de uvas rojas sin semillas
- 1 cucharada de azúcar morena
- 1 cucharada de azúcar blanca

## Preparación:

1. Precalentar el horno a 350 F.
2. En un bol, mezclar las almendras, la harina, la sal, el polvo de hornear y la harina de maíz. Reservar.
3. En otro bol, mezclar el azúcar morena ligera, el extracto de almendra, y el aceite.
4. Añadir los huevos, batiéndolos uno a la vez.
5. Agregar la crema, batiendo para que se integre a la mezcla.
6. Agregar la mezcla de harina e integrar bien.

7. Engrasar un molde de 9 pulgadas y verter la mezcla de manera uniforme.
8. Hornear por 10 minutos.
9. Retirar el pastel del horno y extender las uvas en una capa uniforme por encima.
10. Mezclar el azúcar morena con el azúcar blanco, espolvorear por encima y hornear por otros 30 -35 minutos.
11. Dejar enfriar completamente antes de cortar y servir.

# Capítulo 11: Refrigerios

## Aceitunas Marinadas con Queso Feta

**Tiempo de preparación: 70 minutos**
**Porciones: 12**

**Ingredientes:**

- 1 taza de aceitunas deshuesadas y rebanadas
- ½ taza de queso feta cortado en cubos
- 2 cucharadas de aceite de oliva virgen extra
- Jugo y cáscara de un limón
- 2 dientes de ajo rebanados
- 1 cucharadita de romero fresco picado
- Pimienta negra molida para sazonar
- Una pizca de pimienta roja molida

**Preparación:**
1. Mezclar todos los ingredientes juntos en un bol.
2. Cubrir el bol con papel transparente y refrigerar por 24 horas antes de servir.

## Hummus

**Tiempo de preparación: 5 minutos**
**Porciones: 4**

**Ingredientes:**
- 1/16 oz. de lata de garbanzos lavados y escurridos
- 1/3 taza de yogur firme ligero
- ¼ taza de cebollín picado
- ¼ taza de perejil fresco picado finamente
- Jugo de 2 limones
- 5 cucharaditas de tahini (pasta de sésamo)
- 1 cucharada de aceite de oliva
- 3 dientes de ajo triturados
- 1/8 cucharadita pimienta negra molida
- Salsa de soja baja en sal
- Pimienta roja molida

**Preparación:**
1. Poner los garbanzos en una licuadora y licuar hasta obtener una mezcla homogénea.
2. Pasar una cuchara por los lados de vez en cuando para asegurarse de que los garbanzos se licuen bien.
3. Agregar el cebollín, el yogur, el perejil, la tahini, el jugo, el ajo, el aceite, la pimienta negra y un chorrito de salsa de soja.
4. Procesar hasta que tenga una consistencia suave y cremosa (agregar un poco de agua si es necesario).
5. Verter con una cuchara en un bol para salsas, espolvorear con pimienta roja y servir con crudités (verduras curdas).

## Cerezas con Ricotta y Almendras Tostadas

**Tiempo de preparación: 5 minutos**
**Tiempo de cocción: 1-2 minutos**
**Porciones: 1**

**Ingredientes:**
- ¾ taza de cerezas deshuesadas y congeladas
- 2 cucharadas de ricotta semi-descremada
- 1 cucharada de almendras tostadas en rodajas finas

**Preparación:**
1. Calentar las cerezas en un bol en el microondas por un par de minutos.
2. Colocar las cerezas en otro bol y mezclar con el queso ricotta y las almendras.

## Sándwiches de Tomate y Albahaca

**Tiempo de preparación: 5 minutos**
**Porciones: 4**

**Ingredientes:**
- 4 rebanadas de pan integral
- 8 cucharaditas de mayonesa ligera
- 4 rodajas gruesas de tomate
- 4 cucharadas de albahaca fresca
- 1/8 cucharadita de sal
- 1/8 cucharadita de pimienta negra molida

**Preparación:**
1. Cortar el pan un poco para que tan el mismo tamaño que las ruedas de tomate.
2. Untar la mayonesa sobre las rebanadas de pan.
3. Colocar el tomate y la albahaca por encima y sazonar con sal y pimienta.

## Dátiles envueltos

**Tiempo de preparación: 10 minutos**
**Porciones: 4**

### Ingredientes:
- 16 dátiles enteros deshuesados
- 16 rebanadas de jamón prosciutto
- Pimienta molida para condimentar

### Preparación:
1. Envolver cada dátil con una rebanada de prosciutto
2. Sazonar con pimienta.

## Arándanos con Crema de Limón

**Tiempo de preparación: 10 minutos**
**Porciones: 4**

**Ingredientes:**
- 4 oz. de queso crema bajo en grasa
- ¾ taza yogur de vainilla bajo en grasa
- 1 cucharadita de miel
- 2 cucharaditas de ralladura de limón
- 2 tazas de arándanos frescos

**Preparación:**
1. Separar el queso crema en un bol usando un tenedor.
2. Escurrir el yogur para eliminar el exceso de líquido y añadir el yogur y la miel al queso crema.
3. Batir con una batidora eléctrica hasta que quede cremoso y ligero.
4. Agregar la ralladura de limón.
5. Verter la crema y los arándanos en moldes para postre y, si no quiere servir el postre de inmediato, cubrir y llevar al refrigerador por 8 horas.

# Conclusión

¡Gracias nuevamente por adquirir este libro!

Espero que la información contenida en él pueda ayudarte a comprender los principios fundamentales de la dieta mediterránea y cómo puede ayudarte a adelgazar para decir adiós a ese peso extra para siempre. La dieta mediterránea es saludable e incluye alimentos frescos, integrales y recetas maravillosas y fáciles de preparar, que puedes disfrutar plenamente, sin preocuparte por contar las calorías. La mismísima base de esta dieta significa que resultará más fácil perder el exceso de peso y sentirte bien mientras lo haces. No todas las recetas son sencillas, pero la mayoría de ellas son fáciles de preparar y cocinar, y el esfuerzo definitivamente valdrá la pena.

El siguiente paso es bastante claro: ¡empezar la dieta! Prepara tu lista de compras de acuerdo a los alimentos que hemos enumerado en los capítulos de este libro y ve directo a la tienda. Al igual que con cualquier otra dieta, puede ser difícil cambiar los hábitos alimenticios, pero una vez que lo hagas, será más fácil seguir ese nuevo régimen. Cambia tu vida hoy: pierde peso, mejora tu salud y niveles de energía al máximo al aceptar el desafío de la dieta mediterránea para llevar un nuevo estilo de vida y transformarte en una nueva persona.

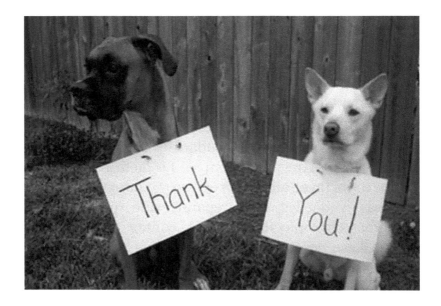

Para finalizar, si disfrutaste este libro, me gustaría pedirte un favor. ¿Serías tan amable de escribir una reseña sobre el libro en Amazon? ¡Te lo agradecería mucho!

¡Muchas gracias y buena suerte en tu viaje para transformarte en una persona nueva y saludable!

# Revisa Mis Otros Libros

A continuación encontrarás algunos de mis más populares libros en Amazon y también en Kindle. Simplemente haz clic en los siguientes enlaces para verlos. También puedes visitar mi página de autor en Amazon para ver otros trabajos de mi autoría.

Lightning Source UK Ltd.
Milton Keynes UK
UKHW040405080620
364501UK00003B/303